G. SCHWARTZ

Diplômé de l'École Dentaire
et de la Faculté de Médecine de Paris

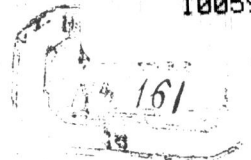

DIAGNOSTIC ÉTIOLOGIQUE

ET

TRAITEMENT DES NÉVRALGIES FACIALES

Limitation du Rôle des Dents

MONTPELLIER
IMPRIMERIE GÉNÉRALE DU MIDI

1908

DU MÊME AUTEUR

Du choix de la matière obturatrice (HAMELIN frères, éditeurs), 1899.

De l'extirpation de la pulpe (Congrès dentaire, 1898).

De l'emploi de l'eau oxygénée dans les sinusites, 1901.

L'acide sulfurique anhydre dans la pyorrhée alvéolaire, 1901.

Appareil pour fracture compliquée du maxillaire inférieur (Service du Professeur Forgue, Hôpital Suburbain).

Un cas de perforation double de la voûte palatine (*Montpellier Médical*, 1902).

Prothèse médiate consécutive à un sarcome (*Montpellier Médical*, 1902).

La Radiographie en chirurgie dentaire (*Montpellier Médical*, 1903).

Contre l'emploi des succions automatiques à vis (Congrès dentaire, Marseille, 1904).

La carie des dents. — Son traitement; — Hygiène buccale. (Conférence).

Un nouveau pivot pour les Bridges Work (Congrès dentaire, Marseille, 1905).

Des obturations mixtes (*Bulletin chirurgical des Chirurgiens dentistes de France*, oct. 1906).

Les remèdes dentaires au XVII° siècle (Congrès dentaire, Marseille, 1906).

Les appareils dentaires et leur fabrication (1906).

De l'influence des acétates de cuivre (verdet), sur le système dentaire des ouvriers occupés à leur fabrication (Congrès dentaire, Marseille, 1906).

Des prétendus accidents dus à l'emploi de l'arsenic en thérapeutique dentaire (*Bulletin du Syndicat des Chirurgiens dentistes*, janvier 1908).

Contribution à la fabrication des Inlays en or (*Bulletin du Syndicat des Chirurgiens dentistes*, février 1908).

Du diagnostic des caries par l'influence thermique de la projection d'eau à différents degrés (*Syndicat des Chirurgiens dentistes de France*, novembre 1908).

G. SCHWARTZ

Diplômé de l'École Dentaire
et de la Faculté de Médecine de Paris

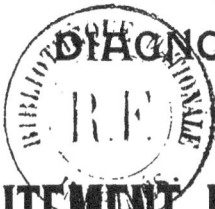

DIAGNOSTIC ÉTIOLOGIQUE

ET

TRAITEMENT DES NÉVRALGIES FACIALES

Limitation du Rôle des Dents

MONTPELLIER
IMPRIMERIE GÉNÉRALE DU MIDI

1908

PLAN ET DIVISION DU PRÉSENT TRAVAIL

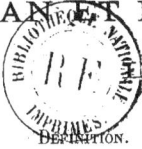

LA NÉVRALGIE FACIALE

DÉFINITION.

ÉTIOLOGIE GÉNÉRALE. Elle se décompose en :
1. Petite névralgie faciale.
2. Névralgie des édentés.
3. Grande névralgie.
4. Névralgie des plexus de la face.

1. Petite Névralgie faciale.

Étiologie. Le Trijumeau est atteint dans :
- A. ORIGINES.
- B. TRONC.
- C. TERMINAISONS...
  1. Nez.
  2. OEil.
  3. Oreille.
  4. Face.
  5. Bouche... } Rôle des Dents..
    - A. ÉRUPTION.............. { Accidents osseux. / Accidents muqueux.
    - B. CARIES .... { du 1er degré. / du 2e degré simple. / du 2e — avancé. / du 3e — / du 4e — simple. / du 4e — par traumatisme. / Caries sèches - dentine second.
    - C. OBTURATION DES CARIES.. { du 1er degré. / du 2e — simple. / du 2e — avancé. / du 3e — / du 4e —
    - D. MALADIE DES RACINES.... { Exostoses. / Rugosités. / Kystes, etc.
    - E. PORT D'APPAREILS DÉFECTUEUX.

Symptômes généraux ..
1. DOULEURS SPONTANÉES ... { A. Continues. / B. Élancements douloureux.
2. DOULEURS PROVOQUÉES... } Points douloureux de Valleix.... { pour la névralgie totale. / — du nerf ophtalmique. / — du nerf maxillaire supérieur. / — du nerf maxillaire inférieur.

Formes cliniques..
- NÉVRALGIE FACIALE DENTAIRE...
  - Symptômes..............
    - 1° Caries non soignées...... { 1er degré. / 2e — simple. / 2e — avancé. / 3e — / 4e — / Caries sèches.
    - 2° Caries obturées.
  - Diagnostic.
  - Pronostic.
  - Traitement de la névralgie dentaire causée par :
    1. Par une éruption vicieuse.
    2. Par une dent paraissant intacte.
    3. Par une dent obturée.
    4. Par une dent cariée.
    5. Par une ou plusieurs racines..... { soit visibles. / soit intragengivales.
  - Observations particulières.
- PALUDÉENNE................ { Symptômes. / Traitement.
- SYPHILITIQUE .... { Symptômes.............. | de la période secondaire. / de la période tertiaire. / Traitement.
- TUBERCULEUSE .... { Symptômes. / Traitement.
- INFECTIEUSES RARES.......... | à la suite des fièvres....... { typhoïdes. / grippes. / scarlatines. / rougeoles.
- PAR INTOXICATIONS .... { par l'iode. / par le plomb. / par le tabac.

2. Névralgie des Édentés

DÉFINITION. — ETIOLOGIE. — SYMPTOMES — TRAITEMENTS

3. Grande Névralgie faciale

DÉFINITION. — SYMPTOMES. — PRONOSTIC

TRAITEMENTS.........
1. Internes........... { A. Par voie digestive. / B. Par injections hypodermiques.
2. Externes.
3. Électriques.
4. Chirurgicaux.
5. Extra-médicaux.

4. Névralgie des plexus de la face

.

DIAGNOSTIC ÉTIOLOGIQUE

ET

TRAITEMENT DES NÉVRALGIES FACIALES

LIMITATION DU ROLE DES DENTS

Par **G. SCHWARTZ**

Diplômé de l'École Dentaire et de la Faculté de Médecine de Paris

Le diagnostic étiologique des névralgies faciales a très souvent donné lieu à des erreurs regrettables pour le traitement et la guérison de cette si douloureuse affection.

Parmi les différents cas que nous avons eu l'occasion de voir récemment dans notre clientèle, l'un d'eux, plus intéressant, a donné lieu à une controverse entre médecins et dentistes, qui n'étaient pas d'accord sur son origine.

Ce qu'il y avait d'original en cette circonstance, c'est que les médecins prétendaient que la névralgie faciale était d'origine dentaire, et nous-même affirmions qu'on était en présence d'une névralgie « a frigore ».

Bref, grâce à cette divergence d'opinion, la malade a souffert atrocement pendant près d'un an, jusqu'au moment où, nous écoutant enfin, elle se soumit au traitement électrique.

En approfondissant cette question, nous fûmes un peu étonné qu'il puisse y avoir confusion dans le diagnostic étiologique de ces névralgies, du moins entre les causes dentaires et les causes non dentaires.

De la rapidité d'un diagnostic sûr dépend la guérison du malade ; le traitement approprié a besoin d'être de suite établi, si l'on ne veut pas courir le risque de voir la maladie s'accroître et s'éterniser et conduire parfois le malade jusqu'au suicide.

On a beaucoup écrit sur la névralgie faciale, on a des centaines d'observations de cas très différents ou absolument semblables ; mais nous n'avons rien trouvé qui pût apporter la clarté nécessaire permettant au médecin ou au dentiste d'établir un diagnostic sûr, et surtout de limiter *le rôle que peuvent jouer les dents, ce qui est extrêmement important.*

C'est le but que nous avons recherché dans ce modeste travail.

Qu'on nous permette cependant, avant d'aborder cette étude, de citer l'observation du cas dont nous avons parlé plus haut, cas type, sur lequel nous nous appuierons dans le cours de cette étude, intéressant par la clarté et la sûreté des détails rédigés par la malade elle-même.

Au commencement de mai 1906, Madame X... Montpelliéraine d'environ 35 ans, qui avait joui jusque-là d'une excellente santé, éprouve soudain, au moindre frottement de l'épiderme, une sensation douloureuse sur le côté gauche du visage, sur le nez et la bouche surtout.

Rien de continu d'ailleurs dans la souffrance, qui ne s'éveille que sous un contact extérieur.

Madame X... s'étonne de ce phénomène étrange qu'elle attribue à un commencement de carie dentaire ; mais comme toute sensibilité faciale disparaît dans la dernière quinzaine de mai, elle renonce à toute précaution et commet l'imprudence, pendant un voyage nocturne, de dormir étendue sur une banquette de wagon, au courant d'air des deux portières ouvertes.

Dès le lendemain 15 juin, l'épiderme recouvre sa sensibilité à la moindre pression ; de plus, commencent à intervalles réguliers, plus fréquents cependant aux moindres contractions de la bouche, des élancements d'origine profonde qui partent des molaires supérieures et aboutissent à l'œil.

M. Schwartz, consulté, examine les dents intéressées et ne découvre rien d'anormal, toute la mâchoire d'ailleurs est en parfait état. En présence de cette sensation douloureuse externe, il conclut tout de suite à une névralgie faciale « a frigore » et conseille le traitement électrique.

Les élancements devenant de plus en plus aigus, Madame X... exige du dentiste l'extraction de la molaire où elle croit voir le mal se localiser. Tout à fait sceptique sur l'issue de l'opération, le praticien s'y résoud cependant. Cette extraction, faite le 25 juin, est le point de départ d'une crise terrible, suraiguë, dont rien ne peut donner une idée. Pendant neuf jours, la malade ne peut ni respirer, ni parler, ni se mouvoir sans pousser des cris déchirants. Toute aspiration, tout déplacement, éveille ces élancements qui suivent toujours le même trajet de la bouche à l'œil, mais qui, supportables au début, sont devenus intolérables d'acuité. Il semble à la malade qu'on lui arrache avec des pinces les nerfs du visage. Pendant une semaine, elle reste crispée sur son lit, les doigts enfoncés dans la mâchoire pour essayer d'arrêter la marche de la souffrance, la figure si contractée qu'on ne reconnaît plus ses traits, convulsée par l'élancement qui a lieu, ou l'angoisse de celui qui va venir ; elle ne peut supporter ni une parole ni une agitation autour d'elle. La nuit seulement la douleur s'apaise à la condition d'une immobilité absolue, et Madame X... peut goûter quelques heures de repos jusqu'à l'aube où aussi terrible, aussi tenace que la veille, la guette l'horrible souffrance.

L'épiderme est devenu si sensible sur la joue gauche, la lèvre supérieure et le nez, que le frôlement le plus léger, inappréciable même en temps normal, celui d'un cheveu, ou d'un brin de coton par exemple, détermine une crise qui se prolonge

quelques secondes, parfois même plusieurs minutes ; crise cons-
tituée par des élancements insupportables et ininterrompus,
crise si atroce que, pendant les instants où elle dure, on doit
anesthésier la malade au chlorure d'éthyle, à l'éther ou au chloroforme. Le médecin fait appel à tous les calmants en usage :
sulfonal, antipyrine, valérianate de quinine, cachets Faivre,
curatine, pilules Moussette, bromures multiples, etc., à toutes
les frictions externes : baume Bengué, baume tranquille, chloroformé, etc. ; — on essaie les grands bains prolongés. De toutes
parts on adresse à la malade des spécialités qu'elle ingurgite —
dans l'espoir d'une amélioration.

Son estomac, au dire du docteur, devient un vrai labora-
toire et tout reste inefficace. Le médecin ne recule plus devant
les injections successives de morphine ; mais ces piqûres, qui
calment momentanément, déterminent, quelques heures après,
chez le sujet traité, un embarras gastrique et la température
s'élève jusqu'à 40° ; les vomissements provoqués par la morphine réveillent d'ailleurs les élancements par les contractions
forcées de la mâchoire.

Vers le 8 juillet, une amélioration se produit ; les douleurs
fulgurantes sont moins aiguës et moins fréquentes ; les crises
s'espacent et changent de nature ; elles deviennent plus longues, durent quelquefois jusqu'à vingt minutes, mais sont in-
finiment moins douloureuses et ne consistent plus qu'en un
fourmillement de la mâchoire.

Après 4 jours de décroissance, le mal s'arrête, la malade
peut se lever, s'alimenter, reprendre des forces et se croit
délivrée quand, presque immédiatement, le 8 juillet, éclate une
deuxième crise aiguë exactement semblable à la première.

Le docteur, rappelé, et *qui a toujours cru à une névralgie
d'origine dentaire*, en est plus que jamais persuadé devant
cette rapide rechute.

Pour lui, la cause de l'accès est locale et il conseille une exploration de l'alvéole de la molaire arrachée. Anesthésiée au somnoforme par M. Schwartz, la patiente est soumise à une seconde opération dentaire. Il extrait un tout petit bout de racine resté dans l'alvéole et on espère que cette extraction déterminera la guérison. Malgré cela, la crise se prolonge terrible huit jours encore, elle diminue progressivement ensuite comme la première, mais laisse après elle des élancements réguliers.

Le 26 juillet, Mme X... part pour les Pyrénées par ordre de son médecin qui compte sur ce changement d'air pour rétablir le système nerveux atteint. Après une semaine de montagne, toute douleur disparaît et durant douze jours on croit à une guérison radicale, lorsque, vers l'approche des mensualités, fin août, le mal reparaît, moins atroce qu'en juin et juillet, n'obligeant pas la malade à s'aliter, mais tout aussi caractéristique : élancements aigus au moindre mouvement du corps, de la bouche surtout, épiderme douloureux, crises amenées par le moindre frôlement extérieur qui provoque dans la joue gauche comme une décharge électrique.

Pendant des mois, sauf quelques jours d'accalmie entre la période qui suit et celle qui précède les règles, l'état reste identique. Mme X... ne peut ni marcher, ni rire, ni parler, ni manger normalement sans ressentir des douleurs fulgurantes ou des crises prolongées. L'épiderme reste constamment sensible, et l'élancement permanent.

Fin décembre, un autre dentiste, déjà consulté, et qui a toujours cru, lui aussi, à une névralgie d'origine dentaire, conseille l'extraction de la dernière molaire supérieure soignée autrefois. La dent est enlevée, et le praticien fait en outre de fréquentes pointes de feu sur les gencives. Le mieux s'affirme si nettement tout de suite après, qu'on croit à un rétablissement complet dû à cette nouvelle intervention chirurgicale. Mais fin décembre, survient encore un troisième et terrible accès névralgique qui cloue pendant dix jours la malade au lit dans une immobilité absolue. Les douleurs sont si constantes et si vives, qu'on doit encore recourir aux piqûres de morphine, à l'anesthésie par l'éther. La lèvre inférieure, qui n'avait pas été comprise jusque-là dans la zone douloureuse, devient aussi sensible que la lèvre supérieure, et la moindre alimentation amenant le contact d'un objet extérieur avec la bouche fait crier la patiente. Chose bizarre, la pression brutale l'affecte moins que l'attouchement léger.

L'accès s'atténue fortement au bout d'une semaine, mais se prolonge comme d'habitude en élancements irritants.

Désespérée de souffrir sans cesse, et d'avoir usé en vain des traitements dentaires et médicaux les plus variés, Mme X... se résoud le 15 janvier, au traitement électrique qu'elle a toujours repoussé, malgré l'avis de M. Schwartz et de l'électricien.

Dès les quatre premières séances de courant continu à trente milliampères, toute sensibilité superficielle disparaît et Mme X... peut enfin, et avec quelle satisfaction, se moucher et se toucher la figure.

Mais l'élancement, d'origine profonde, persiste aussi aigu, aussi régulier. La malade constate toutefois que la souffrance disparaît dès le passage du courant et ne reprend qu'à l'interruption de ce dernier. Jusqu'à la dixième séance, l'état est stationnaire; à la onzième séance, le sujet peut supporter l'application de 60 milliampères et ressent sous l'action du courant une tension formidable dans la région malade. Dès ce moment, les douleurs fulgurantes diminuent graduellement de force et de fréquence. A la quinzième séance, Mme X..., tout à fait guérie, reprend sa vie normale, brisée depuis neuf mois, et sa belle santé d'autrefois.

Depuis le 22 février, pas un seul élancement ne lui a redonné la terreur d'un accès nouveau; elle a pu affronter l'humidité des jours de pluie et des courses nocturnes, traverser les périodes menstruelles, supporter le surmenage de la vie mondaine de la saison, sans un réveil de douleur.

Elle jouit dans toute son intensité du bonheur de vivre sans souffrance, pleine de reconnaissance pour cette électricité qui a si rapidement mis un terme à son long martyre.

Ce qui précède est, comme nous l'avons dit, *une rédaction écrite par la malade elle-même*, fort intelligemment d'ailleurs et avec beaucoup d'esprit d'observation.

Nous sommes cependant obligé d'ajouter quelques mots pour la partie technique qui nous concerne et pour expliquer brièvement pourquoi nous avons porté de suite le diagnostic : « a frigore ». A la première consultation, la malade accusant les dents, nous avons commencé par examiner sa dentition :

Maxillaire supérieur gauche

Grande incisive...	saine.
Petite » ...	saine.
Canine..........	saine.
1ʳᵉ prémolaire	obturation à l'amalgame faite par mon père, 15 à 20 ans auparavant.
2ᵉ prémolaire.....	absente.
1ʳᵉ grosse molaire.	saine.
2ᵉ » »	saine.
3ᵉ » »	obturation à l'amalgame faite par mon père 15 ans auparavant.

Maxillaire inférieur

Toutes les dents saines.

Notre attention se porte donc principalement sur les deux dents obturées.

Pour la 1ʳᵉ prémolaire : à la percussion, aucune sensibilité ;

à l'occlusion des mâchoires, pas de sensation d'allongement ; donc, rien du côté du périoste.

Nous désobturons néanmoins cette dent et trouvons dans la chambre pulpaire et les canaux de la pâte iodoformée intacte, sans autre odeur étrangère à la sienne si caractéristique ; — à la sonde, pas de douleur à l'apex ; donc : 1° pas d'infection secondaire des canaux ; 2° pas de filets nerveux ayant pu rester de la pulpe à l'état de sensibilité latente.

Nous concluons que cette dent est étrangère à la névralgie.

Pour la 3° *grosse molaire* : son aspect normal, le parfait état extérieur de son obturation, l'absence de douleur à la percussion, au froid et au chaud et surtout son éloignement du territoire douloureux nous décident à ne pas en défaire l'obturation.

Nous réobturons la prémolaire à la gutta en laissant dans les canaux une mèche provisoire au formol.

Du côté des muqueuses : pas de gengivite, pas de pyorrhée, pas de stomatite, aucune trace d'ancienne fistule.

Du côté des maxillaires, pas de périostite, pas de sinusite.

Nous nous informons des antécédents, nous insistons sur une hystérie possible, et ne découvrons rien ; la malade a joui jusqu'ici d'une excellente santé, elle ne nous parle même pas de ce voyage où elle s'est couchée sur une banquette au courant d'air des portières.

En présence de tous ces renseignements, nous concluons cependant à une névralgie faciale « a frigore » et conseillons le traitement électrique auquel elle ne se soumet que neuf mois plus tard. Elle avait si longtemps hésité à commencer ce traitement, parce que les avis avaient été différents sur l'origine de cette névralgie. Nous allons donc tâcher d'établir la marche générale à suivre en pareil cas, pour établir rapidement et avec sûreté le véritable diagnostic étiologique.

LA NÉVRALGIE FACIALE

DÉFINITION. — « Etats douloureux qui siègent dans la sphère et le territoire des branches sensibles du trijumeau » (Bernhardt).

Nous distinguerons donc, comme l'a fait Lévy, *la névralgie faciale proprement dite* et la *névralgie des plexus de la face*.

ETIOLOGIE GÉNÉRALE. — Sur 200 névralgiques, il y en a un atteint de névralgie faciale d'après Chaponnière, Valleix, Eulenburg. Lachuit la place même en tête de toutes les névralgies. — Elle atteint indifféremment les côtés droits et gauches et les femmes autant que les hommes. Les variations de température, l'humidité, le froid, peuvent y donner naissance et aider à la reproduction des crises. (Les cuisiniers y seraient un peu plus sujéts.) Il n'est pas certain que les émotions, la colère, la peur, souvent incriminées par les malades, aient un rôle prédisposant. Mais il n'existe pas une forme unique de névralgie faciale ; nous sommes obligés de les différencier les unes des autres, et, d'après leur caractère propre, d'en faire un classement. Nous distinguerons donc :

1° La petite névralgie faciale ;
2° La névralgie des édentés ;
3° La grande névralgie faciale ;
4° La névralgie des plexus de la face.

PETITE NÉVRALGIE FACIALE

Comme le dit Lévy [1], elle n'est point petite par l'intensité des douleurs qu'elle provoque, mais petite par le facile démêlement de ses causes vraies, par sa durée ordinairement courte, par l'absence de récidive et sa sédation prompte au traitement approprié.

Etiologie. — La première branche du trijumeau est atteinte le plus souvent, mais le nerf maxillaire supérieur et le nerf maxillaire inférieur peuvent également être envahis. Comme le trijumeau peut être atteint sur n'importe quel point de son trajet, nous examinerons donc successivement ses origines, ses troncs, ses terminaisons ; nous ferons un chapitre spécial pour les terminaisons buccales.

A. Origines. — Il est naturellement très difficile de découvrir des lésions anatomiques du nerf affecté dans ses origines. Cependant Schuch rapporte une observation de névralgie dans laquelle il existait des dépôts calcaires dans les deux ganglions de Gasser. On peut citer aussi des exostoses ; des cals résultant d'anciennes fractures ; des caries du rocher. La syphilis, la tuberculose, le cancer, peuvent donner lieu à des néoformations méningées qui compriment le ganglion et les racines de la 5ᵐᵉ paire, de même que les tumeurs des régions

[1] Lévy, *Gazette des Hôpitaux*, 28 juillet 1906.

voisines de la base du cerveau. En plus de ces irritations, il
existe de véritables *névrites* consécutives à des infections :

Aiguës : fièvre typhoïde, rougeole, grippe, érysipèle,
pneumonie, ou

Chroniques : syphilis (période secondaire ou période tertiaire) (lésions sclérogommeuses sur le trajet du nerf), *tuberculose* (sorte de manifestation de septicémie), *impaludisme* (la
mieux établie et affectant avec prédilection le sus-orbitaire).

Enfin il existe des névralgies *toxiques* (iode, tabac, plomb).

B. Tronc. — Il peut y avoir deux sortes de causes, les unes
extrinsèques, les autres intrinsèques.

Parmi les extrinsèques : tous les traumatismes, contusion
du nerf, ecchymoses, plaies chirurgicales accidentelles, par
instruments piquants, tranchants ou contondants. De même
que pour les origines du nerf, le tronc peut être comprimé par
des kystes, fibromes, cancers, anévrismes, ou irrité par des
inflammations et des caries tuberculeuses, syphilitiques, des
os de la face.

Parmi les intrinsèques : la sclérose des artérioles nerveuses, les dilatations variqueuses des veines du nerf, et surtout
les tumeurs développées aux dépens du tissu nerveux (névro-
mes (Lévy).

C. Terminaisons : 1º *Nez.* — On ne peut plus nier aujourd'hui
l'origine nasale des névralgies faciales:

Toutes les inflammations primitives ou secondaires, aiguës
ou chroniques, de la muqueuse des cavités des fosses nasales
et des sinus qui y aboutissent, peuvent provoquer la névralgie
(coryza chronique simple, ulcéreux, sinusites frontales, etc.).

2º *Œil.* — Quelques inflammations des yeux telles que : les
conjonctivites, iritis, épisclérites, irido-choroïdites, peuvent
s'accompagner de névralgie, ainsi que le glaucome et certaines dacryocystites.

3º *Oreille*. — On a vu des eczémas et suppurations de l'oreille externe donner lieu à des névralgies.

4º *Face*. — Les fractures des os de la face et du crâne, suivies de phénomènes inflammatoires, peuvent donner des douleurs névralgiques, ainsi que des corps étrangers irritant les plexus sensitifs et les solutions de continuité ou inflammations de la peau de la région innervée par le trijumeau.

5º *Bouche*. — Depuis la simple gengivite tartrique, la pyorrhée alvéolaire, etc., etc., jusqu'aux affections graves comme l'actinomycose, le scorbut, la syphilis, la tuberculose, le cancer, etc., etc., toutes les maladies de la cavité buccale et des maxillaires peuvent engendrer la névralgie. Il serait fastidieux de passer en revue tous ces processus buccaux, mais il est bon de se les rappeler.

Passons au rôle des dents, qui est le plus important pour la production des névralgies faciales.

Rôle des dents. — Nous examinerons successivement : L'éruption, — les caries, — la formation de dentine secondaire, — les obturations des caries, — les périostites, — les maladies des racines, — le port d'appareils défectueux, — enfin, une forme très spéciale : la névralgie des édentés.

A. L'ÉRUPTION. — Pour l'éruption des dents de lait, on n'en connaît aucun cas, ou du moins est-ce la difficulté de se renseigner auprès des enfants qui a fait qu'on n'en a pas pris d'observations. Pour les dents permanentes, Tomes a signalé une névralgie provoquée par la mise à nu du germe d'une deuxième molaire, à la suite de la pression exercée par une dent de sagesse. Mais c'est surtout cette dernière qui peut susciter des accidents nerveux liés à deux sortes de phénomènes : osseux et muqueux.

Osseux : Quand cette dent ne trouve pas la place nécessaire

à son évolution entre la deuxième grosse molaire inférieure et
la branche montante du maxillaire, et qu'elle-même et son
voisinage subissent ainsi une forte compression. Elle se trouve
souvent, dans ce cas, forcée d'évoluer en dehors, vers la joue.

Muqueux : Avant de se faire jour complètement au-dessus
de la gencive, il arrive souvent qu'elle entraîne un capuchon
de la muqueuse adhérant sur un point et soulevé sur tous les
autres. Non seulement il se forme sous ce capuchon un véritable nid à microbes, mais il se trouve encore enflammé par
l'abrasion qu'il subit de la dent supérieure antagoniste. Le
malade fait de la véritable autophagie, il mâche ce capuchon
de gencive et, avec la suppuration et les phlegmons qui en
sont la conséquence, peut apparaître la névralgie faciale.

B. Les Caries. — La carie est une ulcération progressive
et nécrosante des tissus de la dent, due à des actions chimiques
d'ordre microbien ou non, allant de la périphérie au centre de
cet organe.

Elle est donc une porte d'entrée à l'infection des nerfs dentaires.

Nous examinerons successivement les quatre degrés de
carie.

1er *degré* : Il ne nous intéressera pas, car la lésion est limitée
à l'émail, tissu qui n'a pas de sensibilité propre.

2me *degré.* A. 2e DEGRÉ SIMPLE : L'ivoire est atteint, mais la
pulpe est assez éloignée pour ne pas subir encore l'influence
des agents extérieurs, si ce n'est une légère sensibilité aux
aliments sucrés ou acides et au froid et au chaud.

Le nerf ne réagit pas encore.

B. 2e DEGRÉ AVANCÉ : Ici, les désordres peuvent commencer.
La pulpe n'est plus séparée de l'extérieur que par une mince
couche d'ivoire qui est la plupart du temps envahie par les
agents microbiens. Elle se ressent nettement des influences

thermiques, du sucre, des acides, parfois de compression des aliments sur la lamelle flexible d'ivoire qui la recouvre; enfin, elle peut être elle-même envahie par les micro-organismes. La lutte contre ces derniers commence, et cette réaction inflammatoire entraîne de la pulpite avec de l'odontalgie et de la névralgie plus ou moins fugaces.

En admettant même que la pulpe n'eût point reçu un commencement d'infection, l'irritation qu'elle subit peut suffire à l'hypertrophier. Elle est trop volumineuse pour l'espace qui la contient et de ce fait détermine de la douleur névralgique. Ceci est tellement vrai que les malades ont recours en ce cas, pour éprouver un soulagement, à des bains de bouche d'eau froide qui a pour effet de rétracter la pulpe, et le dentiste n'a qu'à perforer la couche de dentine pour permettre à l'organe central de prendre du large et amener la cessation des crises.

3me *degré*: La carie est dite pénétrante. Le nerf est envahi par les micro-organismes et de plus il peut être complètement à nu.

Certaines cavités sont situées de telles façons que le nerf exposé ne court guère le risque d'être irrité par le contact accidentel des aliments, il peut y avoir alors névralgie très franche sans aucune douleur locale (odontalgie) et le malade conclut à tort à l'absence de lésion dentaire. Cependant si l'on touche la pulpe avec un instrument, cela suffit pour produire un paroxysme de la névralgie.

Cette dernière, toutefois, peut être accompagnée de la « rage de dent » et inversement.

L'odontalgie calmée, la névralgie peut encore subsister. Il est fréquent même qu'un malade accuse une dent du bas d'être le facteur de sa souffrance alors que c'est une dent supérieure qui en est la véritable cause. *Ce détail est même très important à retenir pour l'exploration de la bouche, car on serait souvent tenté d'accuser le nerf maxillaire inférieur alors*

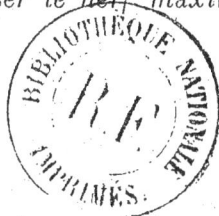

2

que c'est le nerf maxillaire supérieur qui provoque les phé-nomènes névralgiques.

4ᵐᵉ *degré* : La pulpe est morte septiquement dans un espace plus ou moins clos. Si les gaz de putréfaction qui envahissent les canaux et la chambre pulpaire ne peuvent se dégager par l'orifice de la carie bouchée accidentellement par des aliments ou par un coton, ils fusent par l'apex vers le périoste, l'enflamment, déterminent de la périostite et de la fluxion. Les micro-organismes feront de même ; de la pulpe nécrosée ils passeront dans le périoste, l'infecteront ainsi que le voisinage, détermineront des abcès, de la fluxion, de la suppuration pouvant aller à l'ostéomyélite des maxillaires avec fistules cutanées. La névralgie faciale pourra apparaître, le nerf étant soit comprimé par l'épaississement du périoste, soit irrité par l'inflammation voisine, soit subissant un commencement d'altération ou de destruction dû à la présence du pus.

Il existe même une variété de 4ᵉ degré sans carie apparente et dont les causes n'ont pas été encore établies d'une façon indiscutable. Les dents atteintes ainsi de mortification du nerf sans aucune carie préexistante peuvent donner lieu à tous les désordres précédents. On peut admettre que l'infection s'est propagée à la pulpe par le collet de la dent et le périoste, ou bien par des fissures microscopiques de l'émail et de l'ivoire, ou bien encore par voie sanguine.

Traumatisme : Notons aussi les mortifications septiques de la pulpe par traumatisme.

Un choc inattendu sur la dent suffit pour que son organe central meure au bout d'un temps plus ou moins long. Coup de pierre, coup de trapèze, rencontre fortuite pendant la mastication d'un grain de plomb dans du gibier, d'une petite pierre dans des lentilles.

Toutes ces mortifications du nerf peuvent entraîner la névralgie.

Carie sèche. — *Dentine secondaire* : Quand la pulpe
vivante est surexcitée par une irritation extérieure à travers
l'épaisseur de la couche d'ivoire, et par l'intermédiaire des
canalicules, il peut parfois s'ensuivre une suractivité fonc-
tionnelle et un excès de production des matières qu'elle
élabore habituellement (Frey).

Il se produit ainsi de la dentine secondaire qui se dispose en
couche concentrique dans la chambre pulpaire et force la
pulpe elle-même à un retrait proportionnel, à une atrophie
progressive.

C'est à l'ensemble de ces phénomènes que beaucoup de
caries doivent leur arrêt définitif et leur guérison spontanée
par leur passage à l'état de caries sèches.

Mais quelquefois aussi ces caries spéciales peuvent devenir
douloureuses.

La pulpe resserrée, gênée par des formations d'ostéo-
dentine qui peuvent envahir le canal, finit par s'irriter et
provoquer des névralgies faciales.

C. Obturation des caries. — 1ᵉʳ *degré.* — Les obturations des caries du 1ᵉʳ degré ne donnent que très excep-
tionnellement des accidents secondaires à cause de l'éloignement de la matière obturatrice de la pulpe.

2ᵉ *degré.* — A. *Simple* : La pulpe est encore ici éloignée
de l'obturation. Si le patient se plaint peut-être les premiers
jours d'une sensation de froid, c'est le seul phénomène que
l'on puisse noter, et il ne peut engendrer qu'une légère névralgie très fugace cédant au bout de quelques jours.

B. *Avancé* : La réaction inflammatoire du trijumeau peut
apparaître ici sous les influences thermiques, si l'opérateur n'a
pas pris soin de placer une obturation isolante sur le fond de
la couche de dentine, avant d'obturer la cavité avec la matière
définitive, métal surtout (or, amalgame). Les acides (phos-

phorique principalement) contenus dans les ciments dentaires, peuvent aussi donner lieu à une irritation du nerf quand on les place directement sur les fonds des caries, et ce nerf peut se nécroser par la suite.

Il fera de même si l'envahissement microbien est déjà établi, et c'est pour cela qu'il faut considérer le plus souvent les 2ᵉˢ degrés avancés comme des véritables 3ᵉˢ degrés, et les traiter par un caustique.

3ᵐᵉ *degré* : S'il est accidentel, c'est-à-dire s'il résulte d'un accident opératoire (pénétration d'une fraise, d'un forêt, pendant la préparation de la cavité), l'obturation peut être faite séance tenante (aseptiquement bien entendu), et l'on peut ne pas avoir d'accidents consécutifs (coiffages). Mais si le 3ᵉ degré est le résultat naturel d'un état pathologique de la pulpe, les obturations faites à ce moment sans avoir dévitalisé cette pulpe entraînent des odontalgies extrêmement douloureuses et des névralgies intolérables, la plupart du temps suscitées par la pénétration irritante de la matière obturatrice dans la chambre pulpaire et la compression qu'elle fait subir ainsi à la pulpe.

4ᵉ *degré* : Nous avons dit qu'à ce stade de la carie, des gaz de putréfaction se dégageaient du nerf nécrosé. Si on obture la cavité avant la désinfection rigoureuse des canaux, ils ne peuvent plus se dégager, fusent vers le périoste, pénètrent dans les parties molles ou osseuses du voisinage et, aidés par les bactéries, y déterminent de la suppuration, des ostéomyélites, des maxillaires avec fistules cutanées pouvant aller à la destruction des terminaisons du trijumeau et par conséquent provoquant des douleurs névralgiques. Ajoutons que nous comprenons dans le terme générique d'obturations, non seulement les aurifications, plombages, etc..., mais encore les couronnes en or et les dents à pivots. Une autre cause peut aussi subvenir, assez curieuse comme facteur de la névralgie;

c'est lorsqu'une obturation n'a pas été bien limitée à la cavité et qu'elle a glissé sur la gencive qu'elle a fini par irriter ou entre deux dents sur lesquelles elle peut exercer une pression fâcheuse, particulièrement quand c'est de l'amalgame qui se dilate à la longue.

D. Maladie des racines. — Des altérations variées des racines des dents peuvent donner naissance à la névralgie. Notons, à part les périostites résultant des maladies ou des obturations ci-dessus décrites : les exostoses, les rugosités de l'apex provenant d'un séjour dans le pus, les kystes alvéolaires, enfin les bouts de racines (restant de dents cassées antérieurement pendant une extraction ou non) enfouies sous la gencive profondément ou recouvertes seulement par un bourgeon charnu qui en obture le canal infecté ou contenant encore un filet nerveux vivant.

E. Port d'appareils défectueux. — Nous ne parlerons que pour mémoire des appareils fixés à demeure sur des racines ou sur des dents à l'aide de pivots ou de couronnes (Bridge-Work). Les désordres qu'ils peuvent entraîner sont les mêmes que ceux suscités par des obturations de racines ou de dents encore infectées. Nous ajouterons cependant que l'ébranlement causé aux racines ou aux dents par un de ces appareils défectueux (mal ajusté, mal articulé), pourra déterminer à la longue une névralgie faciale par le périoste ou le décollement gengival qui suivra cet ébranlement.

Quant aux appareils ordinaires, leurs défauts peuvent être nombreux qui entraîneront de la névralgie. Hâtons-nous de dire que ces faits sont cependant extrêmement rares ; ce sont : L'application d'un appareil sur des gencives malades, — une trop grande adhérence des succions ventouses en caoutchouc mou, lésant le palais, le déformant, pouvant aller presque à la perforation ; — une trop grande pression des ressorts d'un den tier complet; — la pression perpendiculaire sur une racine, ou latérale sur une dent malade ou saine, — un crochet trop serré ou trop haut, des parois trop longues d'une pièce dans le sillon gengivo-buccal, — une mauvaise articulation, faisant trop porter une dent malade ou saine sur une dent antagoniste en porcelaine.

Tous ces détails ont leur importance pour provoquer ou entretenir l'irritation du trijumeau. Mais il suffit de quelques retouches intelligentes pour tout faire rentrer dans l'ordre et supprimer définitivement ces douleurs, qui le plus souvent sont passagères.

Symptômes de la petite Névralgie faciale. — Le début des douleurs est ordinairement brusque ; elles sont généralement unilatérales et paraissent suivre le trajet des nerfs. Elles ne s'accompagnent d'aucun désordre général, ont une intermittence marquée, surtout au début, parfois régulière, parfois irrégulière. Cette névralgie est surtout caractérisée :

1° Par de la *douleur spontanée*, sourde et continue, avec des élancements paroxystiques;

2° Par des *douleurs provoquées* à la pression en des points déterminés.

1° DOULEURS SPONTANÉES : *A.* Quand elles sont *continues,* elles sont généralement peu violentes. L'intensité varie en proportion directe de celle des crises. Le malade accuse plutôt de la pesanteur, une sensation de contusion ou de pression qui le gêne plutôt qu'elle ne le fait souffrir. Cette sensation est diffuse, ne peut pas être limitée par le malade, et peut s'emparer de toute la moitié de la face. La peau conserve une certaine hyperesthésie, qui peut faire place plus tard à l'anesthésie. Les dents, les muqueuses buccale et linguale, les poils et les cheveux peuvent être de même hyperesthésiés.

B. *Les élancements douloureux* ne peuvent être observés pendant toute la durée de la névralgie, ils peuvent manquer au début ou à la fin. Ce sont ces douleurs paroxystiques, qui constituent les accès. Ils éclatent sans cause appréciable, ou sous une influence insignifiante: courant d'air, frôlement de la peau ou de la muqueuse, mastication, rire, bâillement, etc., etc. Les malades les comparent à des battements, des coups d'aiguilles, des picotements, des tiraillements, des raies de feu, des coups de couteau, des décharges électriques qui se succèdent coup sur coup, à intervalles plus ou moins rapprochés, sillonnant le trajet du nerf ou éclatant en plusieurs points et dans des directions différentes. L'accès peut durer une seconde, une minute, un quart d'heure, une heure, si la névralgie est ancienne. Il reparaît généralement avec une certaine périodicité. La névralgie peut être limitée à une branche, sans empêcher des irradiations dans les autres, et jusque dans le plexus cervical superficiel et profond. Il peut y avoir, au moment de l'accès, congestion des vaisseaux sanguins hypersécrétion ou cessation de sécrétion des glandes salivaires, élévation de la température, rougeur du visage.

2° DOULEURS PROVOQUÉES. — C'est Valleix qui a signalé le premier qu'il existe des points circonscrits, véritables foyers douloureux à la pression exercée sur les téguments.

A. *Pour la névralgie totale,* trois points sont situés sur une même ligne verticale, croisant l'émergence des sus-orbitaire, sous-orbitaire, mentonnier.

B. *Pour la névralgie du nerf ophtalmique,* ce sont:

1° *Point palpébral* (émergence du lacrymal à la partie externe de la paupière supérieure);

2° *Point sus-orbitaire* (émergence du frontal par le trou sus-orbitaire);

3° *Point nasal* (émergence de la branche externe du nasal

qui sort de l'orbite près du nez, au-dessous de l'angle interne de l'œil ;

4° *Point naso-lobaire* (émergence de la branche interne du nasal qui pénètre dans les fosses nasales et donne un filet traversant le cartilage latéral du nez et s'épanouissant au lobule du nez.

Comme symptômes particuliers de la névralgie de l'ophtalmique, on peut noter la rougeur, l'injection et l'état douloureux de l'œil qui ne peut supporter la lumière et pleure.

C. *Pour la névralgie du nerf maxillaire supérieur*, ils sont :

1° *Le point sous-orbitaire* (émergence du nerf maxillaire supérieur) ;

2° *Le point malaire* (émergence de l'orbitaire qui, après avoir traversé l'os de la pommette, s'épanouit à la joue ;

3° *Points dentaires* (terminaisons des nerfs dentaires dans chaque dent).

Symptôme particulier : Sécrétion de la muqueuse nasale.

D. *Pour la névralgie du nerf maxillaire inférieur*, ce sont :

1° *Point auriculo-temporal* (terminaisons du nerf auriculo-temporal dans la tempe et au pavillon de l'oreille) ;

2° *Point lingual* (épanouissement du nerf lingual sur les bords de la langue) ;

3° *Points dentaires* (terminaisons du nerf dentaire dans chaque dent) ;

4° *Point mentonnier* (émergence du nerf dentaire inférieur par le trou mentonnier).

Symptômes particuliers : parole, mastication, déglutition douloureuse, hypersécrétion de la salive.

Formes cliniques des petites Névralgies faciales.
— Nous nous occuperons des formes étiologiques en commençant par la plus fréquente :

Les névralgies faciales dentaires,
—   —   paludéennes,
—   —   syphilitiques,
—   —   des tuberculeux,
—   —   d'origine infectieuse rare,
—   —   par intoxication.

Névralgie faciale d'origine dentaire

Nous ne reviendrons pas sur l'étiologie de cette névralgie que nous avons décrite précédemment au chapitre spécial des terminaisons du trijumeau dans la bouche.

Symptômes : La douleur est : ou bien limitée à une dent, ou bien irradiée et diffuse. Le malade accusera une dent atteinte de carie non soignée, ou une dent obturée. Nous allons examiner les deux cas.

1° *Caries non soignées :* En suivant la classification des caries que nous avons décrites à l'étiologie, nous aurons :

Caries du 2ᵉ degré : Légère douleur aux boissons ou jets d'eau froide, aux aliments sucrés ou acides.

Caries du 2ᵉ degré avancé : Douleur plus prolongée aux boissons et jets d'eau froide, aux aliments sucrés et acides et au toucher de l'instrument.

Caries du 3ᵉ degré : Douleurs paroxystiques à l'eau froide ou chaude, au contact ou à la pression des aliments, au toucher de l'instrument, à la succion ; les crises seront périodiques, surtout le soir quand le malade sera allongé. Il sentira des pulsations, des battements dans la dent malade ou dans les artérioles voisines. Les élancements dépasseront même la sphère du trijumeau. Pour les caries des dents supérieures, les douleurs siègeront vers l'œil, le front, la tempe. Pour les dents inférieures et particulièrement pour les grosses molaires elles siègeront vers l'angle du maxillaire et vers l'oreille. Le malade pourra même se tromper de localisation et incriminera *très souvent* une dent du haut pour une dent du bas et inversement. Il est donc indispensable de ne point l'écouter et de se rendre compte soi-même avec une sonde s'il existe une carie, et où elle se trouve.

Carie du 4° *degré* : Les complications, nous l'avons dit, sont la périostite et le kyste radiculaire suivi ou non de fluxion et d'ostéo-myélite avec fistules cutanées.

Dans la périostite simple, le malade accusera, en plus de la douleur continue mais sans crises paroxystiques, *de l'allongement de la dent malade*. En resserrant les mâchoires, il touchera cette dent avant les autres ; en mastiquant, chaque choc lui sera douloureux. La percussion avec l'instrument rendra un son plus clair que sur les dents voisines et sera d'ailleurs douloureuse.

Il se peut aussi qu'on soit en présence, comme nous l'avons signalé plus haut, d'une dent atteinte de périostite et ne présentant aucune carie. Sa couleur bleuâtre ou noirâtre, sa sensibilité à la percussion, le son spécial qu'elle rendra, parfois une légère mobilité, seront les signes de la nécrose du nerf.

Carie sèche : Mêmes symptômes que pour les 2° degrés avancés, sensibilité au froid surtout si la pulpe est vivante. Mêmes symptômes que pour les 4° degrés si la pulpe est morte.

Dents a caries obturées. — C'est en présence des dents à caries obturées que les symptômes seront utiles à connaître et rendus extrêmement délicats. Car si le malade se plaint qu'une dent obturée est la cause de sa névralgie, il ne faudra pas d'emblée, sans contrôle, en faire l'extraction. Cette dent peut être voisine d'une autre dent obturée. Trois, quatre dents peuvent avoir été obturées l'une à côté de l'autre. On ne peut cependant pas les extraire toutes les quatre ou en extraire une au hasard. Il faudra donc arriver à un diagnostic absolument certain et pouvoir par élimination affirmer que telle dent est la cause de la névralgie ou qu'aucune ne peut être incriminée.

En présence d'une dent obturée, voici donc les symptômes qui nous aideront :

Si le malade nous indique plus particulièrement une dent plutôt qu'une autre, nous l'examinerons la première. Nous *aurons les mêmes signes que pour les caries non obturées* en un peu moins nets et un peu moins douloureux, sauf pour la périostite. Si le jet d'eau froide, un jet d'air chaud ou la percussion provoquent la crise, nous pourrons accuser la dent. Mais si l'obturation est intacte, n'offre pas de solution de continuité et que la dent indiquée par le malade ne réagisse pas sous les brusques changements de température et nous paraisse saine, il faudra émettre des doutes sérieux et procéder comme il sera indiqué plus loin au traitement. Un cas que M. Duchâteau-Frentz a publié dans le « Monde Dentaire » en 1898 trouve ici sa place pour aider à bien comprendre ce qui précède :

« M. L..., 45 ans, rhumatisant ; antécédents goutteux dans la famille.

Depuis à peu près deux ans le malade souffre de névralgie faciale. Le mal a débuté insidieusement ; d'abord très faible, il a été en augmentant. Le patient alla trouver son médecin qui essaya les différents produits de l'arsenal thérapeutique. Les douleurs disparaissaient momentanément sous l'action de certains médicaments, mais réapparaissaient sans beaucoup tarder.

A part les extractions et une dent aurifiée, nous n'observons rien d'anormal dans cette bouche.

Le malade déclare que pendant tout un temps après l'aurification, cette dent a été sensible au chaud et au froid. Cette sensibilité au calorique peu à peu a fait place à une douleur faible mais persistante ; puis la douleur a augmenté et de temps à autre, se produisirent des élancements extrêmement douloureux, mais heureusement fugaces.

Ces paroxysmes se produisirent de préférence le soir à des intervalles de deux à trois jours.

Depuis, les simples élancements se sont répétés coup sur coup et ont donné lieu à de véritables accès. Toute la région innervée par le nerf maxillaire supérieur est endolorie. Le malade dit qu'il endure des souffrances atroces.

Je conseillai l'extraction de la molaire aurifiée, et, après injection de cocaïne, je procédai à cette petite opération qui se fit sans difficulté.

Le lendemain mon client vint à ma consultation et déclara n'avoir plus de douleurs. Aujourd'hui, il y a bientôt sept mois que cette opération a été faite, les douleurs névralgiques n'ont plus reparu.

Quel a été ici l'agent irritant ? Ce sont le chaud et le froid.

L'or, comme tous les métaux étant bon conducteur du calorique, communiquait jusqu'à la pulpe au travers de la mince paroi de dentine les irritations provenant d'une élévation ou d'une diminution thermique. Grâce à ces irritations, la pulpe, comme pour se défendre, formait une plus épaisse couche de dentine.

J'estime que la pression exercée sur la pulpe par cette dentine de nouvelle formation a produit une irritation continue qui, à son tour, a engendré les douleurs névralgiques. »

M. Duchâteau-Frentz a guéri son malade par cette extraction ; nous verrons au chapitre Traitement qu'elle n'était pas absolument nécessaire.

Diagnostic. — D'après tout ce qui précède, il est simple ; et la névralgie faciale d'origine dentaire ne sera pas confondue avec une simple odontalgie ou pulpite qui est limitée à la dent ou à la racine même, qui cède assez facilement aux agents thérapeutiques locaux, et qui ne présente pas les mêmes points douloureux cités plus haut.

Pronostic. — Il est le moins sombre de toutes les névralgies faciales. Elles cèderont rapidement à un traitement judicieux.

Traitement. — Si la névralgie faciale est causée par un état pathologique d'une dent, le sacrifice de celle-ci n'est pas toujours nécessaire. Cette question de l'extraction a soulevé des opinions très différentes. *Anstie* dit ceci : « J'admets encore,
» quoique avec beaucoup de restriction, qu'il peut y avoir
» nécessité d'extraire des dents cariées pour obtenir la guéri-
» son d'une névralgie, mais prenons garde et voyons dans ces
» mêmes cas, si l'économie est en état de supporter le choc ; en
» tout cas, il est préférable de mitiger les effets de l'opération
» en l'accomplissant avec anesthésie générale.

» D'ailleurs ai-je besoin d'ajouter pour quiconque est fami-
» lier avec ce sujet que des milliers de dents cariées ont été
» extraites de la bouche de patients névralgiques, non seule-
» ment sans bénéfice, mais avec le résultat d'aggraver mani-
» festement sa maladie. »

Tomes d'autre part dit : « qu'il est possible que, dans quel-
» ques-uns des cas où l'enlèvement des dents a été suivi d'une
» exaltation évidente de la douleur, le malade fût atteint de la
» névralgie dite épileptiforme, ou en proie à cette forme de
» névralgie décrite par Gross, sous le nom de névralgie des
» édentés ; quoi qu'il en soit, il ne faut pas oublier qu'un grand
» nombre des malades névralgiques sont des femmes nerveu-
» ses, plus ou moins hystériques, et on connaît la tendance
» qu'ont les malades à attribuer à une opération qui n'a produit
» aucun soulagement, non seulement l'aggravation, mais
» même la cause originelle de l'état pathologique que l'opéra-
» tion avait pour but de guérir. »

Schuch est d'avis que, sans être le cas ordinaire, il est possible que la névralgie soit excitée par l'avulsion des dents.

D'après *Wedl*, l'apparition de la névralgie à la suite de l'extraction dentaire pourrait être due à cette circonstance que les
deux bouts du nerf s'hypertrophient et deviennent douloureux
comme il arrive souvent dans les moignons d'amputation.

En procédant avec ordre, nous trouvons qu'on ne peut pas
d'emblée affirmer que l'extraction est immédiatement nécessaire. En effet, si la névralgie faciale est causée par une dent,
elle le sera comme nous l'avons dit, soit :

1° par une éruption vicieuse ;

2°   »   dent paraissant intacte ;

3°   »   » obturée ;

4°   »   » cariée ;

5°   »   ou plusieurs racines.

1° *Causée par une éruption vicieuse.* — Le seul traitement
sera ici l'extraction. Il faudra la tenter même en présence de
réelles difficultés : trismus, pus, etc... Les pointes de feu, le
bistouri, les lavages, seraient absolument inutiles.

2° *Causée par une dent paraissant intacte.* — Très probablement ce sera une dent à pulpe morte. On la trépanera de
suite, on introduira une fine sonde dans le ou les canaux en
ayant bien soin de ne refouler aucun débris de la pulpe vers
l'apex. On se contentera de cela à la première séance. Le sur-
lendemain, s'il y a une amélioration, on commencera le traitement du quatrième degré à l'air chaud et aux antiseptiques. Si
quatre ou cinq jours après il n'y a pas de mieux : *extraction*.
Si on était en présence d'une pulpe vivante, ce dont on s'aper-
cevrait facilement en commençant la trépanation, arrêter le
fraisage et mettre un pansement calmant. Si le lendemain il
n'y a pas d'amélioration : pansement à l'arsenic pour détruire
la pulpe et continuer comme un troisième degré. Si le malade
souffre toujours : extraction.

3° *Causée par une dent obturée.* — Enlever de suite l'obturation et se rendre compte si la pulpe est vivante ou non. Dans

le premier cas, traitement à l'arsenic sans aller rechercher le voisinage immédiat de la pulpe. Dans le deuxième cas : trépanation et traitement du quatrième degré comme plus haut. Si on échoue, extraction.

4º *Causée par une dent cariée.* — Ici, rien de plus simple. Faire le traitement ordinaire selon le cas des deuxième, troisième ou quatrième degrés. Et encore, en présence d'un deuxième degré (avancé ou non), nous conseillerions d'employer l'arsenic pour détruire la pulpe. On ferait l'extraction si on n'obtenait aucun soulagement.

5º *Causée par une racine,* ou par une racine supportant une couronne, une dent à pivot, etc... — Extraction pure et simple sans hésitation.

Causée par une racine. Nous admettrons deux cas :

A. — La racine est visible.

B. — La racine est invisible.

A. — Si la racine est visible, rien de particulier; il faut en faire l'extraction pure et simple, même si elle supporte une couronne ou une dent à pivot.

B. — Mais il peut arriver que, sous une gencive ayant presque l'aspect sain et normal, se cache un bout de racine ou une esquille. La pression du doigt déterminera soit une douleur, soit une piqûre; si avec la sonde on ne découvre rien, on ne fait rien remuer, il faudra ouvrir avec le thermo-cautère, arrêter l'hémorragie avec un hémostatique et inspecter soigneusement le rebord alvéolaire ou les alvéoles non fermées. Au besoin, si on ne trouve aucune trace de racines, faire une sorte de curettage soit avec l'excavateur, soit même avec le tour armé d'une fraise tranchante.

Observations particulières. — Pendant les traitements décrits ci-dessus, il est préférable de n'en faire aucun autre en même temps. C'est-à-dire : s'abstenir par exemple d'ordonner la quinine, l'antipyrine, le chloral, les pulvérisations de réfrigérents, etc... etc... En procédant ainsi, on ne saurait, s'il y a amélioration, à quel agent l'attribuer. On serait à temps d'y recourir si le traitement local des dents échouait.

Rayons X : Enfin, si toutes les causes possibles restaient introuvables et tous les traitements sans effet, un examen radiographique s'imposerait.

« Biard a pu, au moyen des rayons X, dans le cas de névralgies violentes, d'origine introuvables, établir la vraie cause. Il a découvert des néo-formations de dentine dans le canal de la racine de la dent incisive latérale. La plus grande partie du canal de la pulpe était transparente et semblait au contraire contenir un tissu mou vivant. Le canal de la canine était clair, visible dans toute sa longueur. Avant l'examen radiologique, il avait été impossible de découvrir la cause de ces névralgies, puisque la canine n'avait pas été soupçonnée plus que chaque autre dent avoisinante. Par un traitement approprié, la névralgie cessa. » (Dr Bouchard, *Traité de Radiologie Médicale*.)

Névralgie faciale paludéenne

Comme son nom l'indique, elle atteint les personnes ayant subi l'influence maremmatique. Elle peut coïncider avec d'autres manifestations paludéennes ou alterner avec ces accidents lacustres, soit dans le pays même d'origine, soit ailleurs.

Symptômes : Les crises sont diurnes, périodiques (quotidiennes, tierces, doubles tierces, quartes). Elles ont une certaine tendance à revenir le matin, et leur localisation affecte plus particulièrement la cinquième paire, surtout les branches sus et sous-orbitaire. « La névralgie sous-orbitaire s'accompagne d'une injec-
» tion plus ou moins forte de la conjonctive, de photophobie, de
» larmoiement et c'est probablement à cette névralgie qu'il
» faut attribuer les cas d'ophtalmie intermittente signalés par

» quelques auteurs. L'action adjuvante du froid, qui n'est pas
» douteuse, permet de comprendre pourquoi la névralgie
» palustre a été observée plus souvent dans les pays tempérés
» que dans les pays chauds » (A. Laveran, *Traité du Paludisme*).

Les points douloureux seront, ainsi que nous l'avons dit
plus haut, le point palpébral, le point sus-orbitaire, le point
nasal et le point naso-lobaire.

Traitement : Il sera utile, pour compléter le diagnostic de
névralgie palustre, de faire l'examen histologique du sang et
de constater la présence de l'hématozoaire du paludisme. Le
traitement sera naturellement celui de la fièvre paludéenne,
secondé, s'il y avait échec, par le traitement électrique (voir
page 44).

Névralgie faciale syphilitique

Nous examinerons deux sortes de névralgies syphilitiques :

1º Celle de la période secondaire ;

2º — — tertiaire.

1º Période secondaire : Les malades accusant plutôt une
sorte de céphalée qu'une névralgie, il sera ainsi assez difficile de la découvrir, « perdue, comme le dit Lévy, au milieu des
phénomènes généraux de l'infection ». La douleur est habituellement unilatérale, limitée à une branche, la sus-orbitaire
de préférence (Fournier). Les accès paroxystiques ne sont pas
très douloureux et paraissent surtout la nuit.

2º Période tertiaire : Ici le tableau est plus net parce que
la douleur suscitée par de la compression est localisée. Les
gommes peuvent irriter la périphérie du nerf et la compression
peut exister au ganglion de Gasser.

Symptômes : Au début, nous aurons des phénomènes douloureux qui, ou persisteront, ou feront place bientôt à de la
paralysie du trijumeau (moteur et sensitif). La céphalée appa-

3

raîtra d'abord surtout le soir avec des crises névralgiques continues ou sous forme de *décharges électriques*. Puis viendront des troubles d'anesthésie, dans la sphère de la branche atteinte.

« La sensibilité objective est diminuée, quelquefois abolie au front, à la tempe, à la joue, sur la cornée, à la voûte palatine, aux gencives. La branche motrice n'est pas non plus intacte : les muscles masticateurs, quand ils ne sont pas paralysés, ont leur excitabilité faradique très diminuée. Les réflexes cutanéo-muqueux ont disparu. Les troubles trophiques ne sont pas rares, sous forme de poussées ostériennes, d'ulcérations de la cornée pouvant se compliquer de la fente purulente de l'œil, de caries et même de chute des dents » (Lévy).

Traitement : Ce sera le traitement spécifique naturellement. Il peut donner une grande amélioration sans amener toutefois une guérison absolument complète soit de la névralgie, soit de la paralysie. Le traitement électrique pourra être institué surtout contre la paralysie.

Névralgie faciale des tuberculeux

Ici nous sommes en présence probablement des manifestations de la septicémie secondaire des phtisiques. Cette névralgie s'associe à des signes de névrite périphérique. Les douleurs sont concomitantes avec des douleurs névralgiques des autres régions du corps. Les régions atteintes seront le plus souvent la sous-orbitaire et la fronto-temporale.

Le traitement sera celui de la tuberculose.

Névralgies faciales infectieuses rares

Ces névralgies peuvent apparaître vers la fin d'une maladie infectieuse ou dans la période de convalescence (fièvre typhoïde, grippe, scarlatine, rougeole). Elles ne présentent pas de types particuliers et sont de pronostic bénin.

Névralgie faciale des intoxications

Très rares, nous signalerons celle de la goutte, qui peut dis-paraître d'emblée et envahir d'autres nerfs. Les trijeminalgies du diabète sont très douloureuses, tenaces, généralement bi-latérales.

Nous indiquerons aussi les névralgies par intoxications accidentelles d'iode, plomb, tabac.

NÉVRALGIE DES ÉDENTÉS

Définition. — États douloureux localisés, chez les personnes dépourvues de dents, dans les alvéoles résorbées ou dans la gencive qui les recouvre.

Etiologie. — Gross, de Philadelphie, a été le premier à mettre en évidence cette forme particulière de névralgie. Il explique la pathogénie de cette affection par la compression que subiraient les ramuscules nerveux qui se distribuent dans le bord alvéolaire résorbé par suite du dépôt de matière osseuse dans les canaux vasculaires ; chez quelques malades, en effet, l'os qu'on avait coupé aux endroits affectés, présentait une densité remarquable et la gencive, très adhérente, était extrêmement dure et ratatinée.

Pour Duplay, cette névralgie est la traduction symptomatique d'une lésion périphérique dont le siège exact serait les filets du nerf dentaire inférieur.

Pour M. Jarre, il s'agirait d'une lésion nerveuse périphérique ayant pour point de départ un processus cicatriciel qui dépendrait lui-même, dans la majorité des cas, de la suppuration des tissus alvéolaires (périostite alvéolo-dentaire, et gengivo-périostite).

Symptômes. — On la rencontre exclusivement chez les personnes d'un certain âge, n'ayant plus de dents ou presque plus et principalement au maxillaire inférieur. Sa marche est graduelle ; elle va sans cesse en s'aggravant jusqu'à ce que la continuité des souffrances ait épuisé le malade. Elle se manifeste par des accès paroxystiques très douloureux, accompagnés ou non de contracture ou de convulsions des muscles de la face du même côté. La gencive est douloureuse à la pression et la douleur peut s'irradier du dentaire inférieur à tous les filets du trijumeau. Les crises paroxystiques réveillent tout à coup le malade et lui arrachent des cris. Après avoir essayé tous les médicaments sans amélioration, l'appétit languit, le malade refusant toute nourriture, et, privé de sommeil et d'aliments, il se cachectise et meurt.

Pronostic. — Il est fort sombre, car après des années de douleurs plus ou moins intolérables, il arrive souvent, si le malade ne meurt pas par cachexie, qu'il hâte lui-même le dénouement par le suicide.

Traitement. — Essayer d'abord la quinine, morphine, opium à l'intérieur et émollients à l'extérieur. Instituer le traitement électrique. Si l'on échoue, faire la résection du bord alvéolaire douloureux. On excise d'abord la muqueuse et le périoste, on réséque l'alvéole, et on rugine enfin la plaie osseuse. M. A. Grimaud, pour cette résection, conseille de la pratiquer avec la pince-gouge qui extirpera tout ce que l'on peut saisir de tissu osseux entre les lambeaux périosto-muqueux préalablement détachés du maxillaire. Il reste alors une gouttière osseuse qu'on évide encore avec la gouge de Legouest ou une forte curette courbe. Sur le sillon ainsi creusé se réappliquent d'eux-mêmes les lambeaux. Si l'on échouait, M. Tuffier préconise la résection du nerf dentaire au niveau de l'épine de Spix, ce qui amènerait une guérison certaine en interrompant le courant sensitif entre l'origine de la névrite et les centres nerveux. Mais c'est là une opération grave et difficile.

GRANDE NÉVRALGIE FACIALE

La petite névralgie que nous venons de décrire est presque une maladie accidentelle; il en est tout autrement pour celle-ci. Ses causes sont plus obscures et semblent liées au tempérament et à la constitution du malade. Sa longue durée, sa ténacité, ses récidives, sa résistance aux traitements médicaux et chirurgicaux, la rendent redoutable.

Etiologie. — Trousseau l'avait décrite sous le nom de névralgie épileptiforme parce qu'elle a l'allure du vertige et de l'aura épileptique, elle en a aussi la soudaineté et la durée; cependant il n'y a là que des analogies avec l'épilepsie, il n'y a pas identité.

L'hérédité similaire a été signalée par plusieurs auteurs : « L'hérédité indirecte est frappante, et l'on peut dire que la » grande névralgie faciale fait partie du bagage pathologique » de la famille neuro-arthritique » (Lévy).

On peut rencontrer l'hystérie, mais il ne faudra pas confondre les crises paroxystiques hystériques à forme de névralgie faciale, avec des névralgies vraies survenant chez des névrosés.

On la rencontre aussi chez les neurasthéniques et les asthmatiques. Mais la diathèse arthritique et herpétique est celle qui a le plus d'importance. Anstie dit qu'elle s'associe presque toujours avec une disposition marquée à l'aliénation mentale dans la famille du malade, et souvent chez ce dernier avec la mélancolie.

Symptômes. — Il peut y avoir quelquefois certains prodromes comme des démangeaisons intranasales, picotements aux gencives, aux joues, bourdonnements d'oreilles. La douleur survient alors, soit progressivement, soit brutalement; les élancements douloureux en sont la caractéristique, et forment, réunis, l'attaque ou crise. Le malade gémit, pousse des cris de souffrance, presse son visage dans ses mains en le frictionnant violemment, espérant atténuer la douleur, et se promène avec agitation; les muscles du visage sont agités de mouvements convulsifs, qui, d'abord volontaires, deviennent réflexes et le font grimacer horriblement. D'où le nom de « tic douloureux de la face ».

La crise peut être composée de un à plusieurs centaines d'élancements que les malades comparent à des pulsations, des coups de marteau, de couteau, de pointes de fer, d'éclairs, etc... Un rien peut la provoquer, un simple attouchement, un frôlement, un courant d'air, la mastication, le contact des boissons, un bâillement, etc..., etc...

Souvent même elle se produit sans cause apparente, se répète coup sur coup et presque sans répit; parfois elle s'espace, cesse brusquement ou laisse après elle une sensation vague d'engourdissement. Le malade n'ose plus remuer les lèvres, ni fermer un œil, ni causer, ni avaler, tant il croit à la réapparition de l'accès. Il est triste, abattu, et garde le silence.

Généralement, une seule branche est atteinte; le maxillaire supérieur surtout, plus rarement l'inférieur. La branche ophtalmique n'est envahie qu'à la longue, et encore pas d'une façon constante.

Au début, les paroxysmes débutent souvent dans les maxillaires et surtout aux dents. Le malade accuse indifféremment une dent saine ou cariée, de préférence canine ou petite molaire, en indiquant que la douleur remonte vers l'œil. Il n'a de cesse que l'organe qui lui semble atteint soit extrait, et comme il n'a pas de soulagement, il se fait arracher deux, trois, quatre dents, et se les ferait enlever toutes.

Rappelons cependant ici le cas de Frevel, qui guérit une névralgie rebelle durant depuis 16 ans, par l'extraction de vingt-six dents. Parfois, l'odontalgie (?) n'apparait que plus tard, les douleurs débutent dans les parties molles : lèvres, joues, menton, langue. Puis apparaissent des points osseux, nettement localisés et douloureux à la pression, soit pendant ou en dehors de l'accès. Les douleurs peuvent passer d'une arcade dentaire à l'autre, de l'inférieure à la supérieure et réciproquement.

Pronostic. — D'après les symptômes et en présence des échecs qu'ont donnés tous les traitements essayés, on peut se faire une idée de la gravité de cette grande névralgie. La durée de l'affection est très variable ; des malades en ont souffert pendant vingt ou trente ans. Et si l'état général, souvent très atteint, ne finit pas par être complètement ébranlé, le malade quelquefois se porte aux pires extrémités, et va jusqu'à attenter à ses jours.

Traitemént. — Cette affection est tellement douloureuse et tellement rebelle, qu'il eût été surprenant qu'une infinité de traitements n'eussent pas été recherchés pour en venir à bout. Il en existe en effet des quantités que nous allons chercher à classer.

1° Traitements médicaux internes :

    A. Par voie digestive,

    B. Par injections sous-cutanées.

2° Traitements médicaux externes ;

3°   —   électriques ;

4°   —   chirurgicaux ;

5°   —   extra-médicaux.

1° TRAITEMENTS MÉDICAUX INTERNES PAR VOIE DIGESTIVE. —
On peut ordonner tout d'abord : Antipyrine, quinine, pyramidon, sulfonal, curatine, bromures, chloral, etc...

Voici quelques formules :

Phénacétine................   0 gr. 30 centigr.
Bromhydrate de quinine.....   0 gr. 25 centigr.

Pyramidon ....   0 gr. 25
Phénacétine......................   0 gr. 20

Aconitine cristallisée..........   1/5 de milligr.
Valérianate de zinc............   0 gr. 10 centig.

M. Plicque (*Journal des Praticiens*) ordonne l'aconit six gouttes par six heures, et cesse dès qu'il produit le plus léger
engourdissement. S'il y a céphalée, il emploie la vératrine à
2 milligr. Si la syphilis se retrouve dans les antécédents, il
donne :

Croton chloral......⎫
Poudre de réglisse.⎬ *ââ* 1 gramme pour 20 pilules.
Conserve de roses..⎭   une par heure.

En injections sous-cutanées : Crocq fils, de Bruxelles, emploie
les injections hypodermiques de phosphate de soude. Il en a
eu de bons résultats après avoir échoué avec d'autres médica-
tions et le traitement électrique.

Voici la formule :

Phosphate de soude.................   2 gr.
Alcool.............................   5 gr.
Eau distillée......................   100 gr.

On injecte 1 cc. et on augmente graduellement pour arriver
à 3 cc. le quatrième jour, et on continue.

Le professeur A. Robin recommande les injections sous-cutanées de glycérophosphate de soude à 25 %, de bromhydrate de scopolamine de 1/10 à 2/10 de millig.

Schapiro indique l'acide osmique en injection :

> Acide osmique...... 0 gr. 1
> Glycérine.......... 4 gr.
> Eau distillée .... 6 gr.

Faire 12 injections à quelques jours d'intervalle en ne dépassant pas chaque fois $\frac{1}{2}$ cc.

Fernand Lévy, dans sa thèse (Paris, 1906), dit que les injections profondes paraissent plus actives, surtout pour les grandes névralgies. On doit préférer les injections intra-nerveuses à celles périnerveuses. On met à nu, par une courte incision, les branches nerveuses et on injecte dans le tronc 12 à 15 gouttes d'une solution aqueuse d'acide osmique à $\frac{1}{100}$. La méthode de Schlosser est du reste une modification de celle-ci.

Mais Lévy pousse l'injection à l'émergence osseuse des nerfs crâniens.

Les observations rapportées de ces traitements ne sont pas assez éloignées pour qu'on puisse dire qu'il ne peut y avoir de récidive.

Ostwald (*Berliner Klin*, Woch 1906) propose des injections profondes d'alcool. Alcool à 80° contenant une dissolution de 0 gr. 01 de cocaïne ou stovaïne par injection. Mais il faut injecter en plein trijumeau, le plus près possible du ganglion de Gasser. Cela n'est assurément pas commode ; mais si l'on y arrive, le but est atteint et en 2 ou 4 injections, une névralgie rebelle, paraît-il, cède.

2° TRAITEMENTS EXTERNES. — Nous citerons les applications et frictions de baume tranquille, baume chloroformé, etc. Les pulvérisations de réfrigérents, éther, chloroforme, chlorure d'éthyle, kélève.

Chapman a indiqué l'application de la glace sur l'occiput et sur les premières vertèbres cervicales.

On a aussi prescrit les sangsues derrière l'oreille. Enfin, les douches, les bains sédatifs, etc., etc.

Notons en passant que les eaux de Lamalou-les-Bains auraient donné quelques résultats appréciables.

TRAITEMENT ÉLECTRIQUE. — On emploie généralement le courant continu de la façon suivante : Un pôle est appliqué à la face, l'autre sur le dos, l'épaule, la nuque, etc.

Bordier conseille d'appliquer le courant galvanique avec une électrode en tissu spongieux bien parallèle à la peau. Le métal constituant l'électrode positive doit être en cuivre platiné ou en aluminium. Les séances doivent durer 1 heure avec 80 milliampères. Quotidiennes d'abord, on doit les espacer de plus en plus. Puis les abandonner pendant une durée de 20 à 30 jours.

Vernay (de Vienne) emploie le courant en commençant par 40 milliampères et monte à 50, 60, 70 milliampères. Dans les névralgies intenses il fait 20 séances sans interruption.

Zimmer (thèse de Paris, 1903, du docteur Emmanuel Morisse) conseille les courants galvaniques, séances de 45 minutes de durée avec 3 à 12 milliampères, l'électrode positive à la face, la négative sur la colonne vertébrale

Pierre Bosc, de Montpellier, a eu des échecs avec les courants à faible intensité (de 2 à 5 milliampères pendant 1 à

2 heures). Il emploie les courants de 25 à 30 milliampères jusqu'à 50 milliampères en augmentant de 5 milliampères par séance. Il place le pôle positif sur la face en commençant, jusqu'à ce qu'il y ait une amélioration très nette. Puis il le remplace par le négatif. Les plaques sont en étain, elles se moulent plus facilement ainsi sur les régions. Généralement, il fait de 50 à 60 séances continues. Il a eu un cas de guérison sur une femme avec une seule séance de 30 milliampères.

Sur les malades à forme intangible ou à forme à répétition, il commence par des bains statiques avec souffles statiques.

TRAITEMENTS CHIRURGICAUX. — Le traitement chirurgical est celui auquel on doit se résoudre en dernier.

Encore n'a-t-il pas donné toujours des résultats parfaits. Il comprend l'élongation, la section, la discission des branches nerveuses intéressées. Beaucoup de névrectomies ont été faites qui n'ont pas amélioré le malade, probablement parce que le tronc du nerf participait à l'affection jusque dans sa portion intra-crânienne.

Les excisions des ganglions, soit de Gasser, soit de Meckel, semblent avoir donné quelques succès.

Nowatil, de Budapesth, a traité deux cas par la névrotomie, méthode de Braun-Lossen.

Elle consiste à mettre à nu, au moyen de la résection temporaire de l'os malaire et du détachement des insertions du temporal, la fosse temporale profonde, la fosse ptérygo-maxillaire, et, par cette voie, de faire la résection du nerf maxillaire supérieur et du ganglion de Meckel.

M. A. Guinard a réséqué huit fois le ganglion de Gasser avec succès. D'après lui, la technique donnée par Poirier serait la meilleure pour la résection intra-crânienne des ganglions de Gasser, et il recommande la pratique de Krause, qui consiste à atropiniser l'œil du côté à opérer pendant 48 heu-

res. Il n'a eu aucun trouble post-opératoire grave, et l'extirpation a été bien complète. Il a même été surpris de constater
que cette ablation est beaucoup plus facile sur le vivant que
sur le cadavre.

Relativement à l'indication opératoire, Guinard estime que
cette intervention est la plus efficace, mais qu'elle comporte un
tel facteur de gravité qu'elle ne saurait être préconisée qu'en
dernier ressort.

Voici du reste ses conclusions :

1° On ne doit pas conclure, de l'irradiation des douleurs à
toute la zone innervée par le trijumeau, que les opérations
extra-crâniennes, portant sur une seule des branches, seront
efficaces ;

2° On ne peut pas conclure, de ce que les douleurs au début
de l'affection ou au début des crises se sont manifestées dans
le territoire innervé par une des branches du trijumeau, que
la résection de cette branche seule amènera la guérison.

3° Il est donc logique de commencer le traitement chirurgical par des opérations parfois inefficaces, mais toujours
bénignes, et de ne pas proposer d'emblée l'extirpation du
ganglion de Gasser, opération toujours grave, quoi qu'on en
aie dit.

4° L'extirpation intra-crânienne du ganglion de Gasser est
en somme une opération d'exception très réalisable et dont
l'exécution ne présente pas les difficultés qu'on supposerait a
priori.

TRAITEMENTS EXTRA-MÉDICAUX. — Deux seulement m'ont
paru dignes d'être retenus.

M. Nœgely, d'Ermatrugen (Suisse), dit qu'on peut mettre
fin à des névralgies faciales tenaces en élevant l'os hyoïde et
le larynx pendant 70 à 80 secondes. L'effet est instantané. Le
médecin dóit se placer en face du malade, élever les grandes

cornes de l'os hyoïde avec les deux pouces, mettre les index sur les oreilles et les autres doigts sur la nuque. Tantôt la douleur disparaît après une seule séance, tantôt après plusieurs. Il ne propose aucune explication scientifique et relate qu'il a eu déjà plus de cinquante cas de succès.

Leslie, d'Edimbourg, conseille de faire priser au malade une pincée de sel de cuisine par la narine correspondante, ou mieux lui insuffler dans la narine du sel finement pulvérisé. Au moment de l'insufflation, on recommande au patient de faire une forte aspiration nasale. Il y aurait là une action inhibitoire sur les nerfs malades. Il n'a eu que deux échecs.

NÉVRALGIE DES PLEXUS DE LA FACE

Etiologie.— Ici, ce n'est plus le trijumeau qui est en cause, mais bien le facial qui n'est pas seulement moteur; il est pourvu d'une certaine sensibilité provenant du trijumeau par l'intermédiaire de filets nerveux récurrents des plexus sensitifs remontant le tronc du facial. Et souvent les affections de la cinquième paire peuvent avoir une répercussion fâcheuse sur la septième et vice-versa.

Les vers intestinaux, les infections du tube digestif, les constipations, les affections génito-urinaires pourraient causer cette affection.

Elle peut alterner chez les arthritiques avec des attaques de goutte, des suppressions d'un flux hémorroïdaire, des poussées de dermatose, psoriasis, eczéma.

Symptômes.— « Les plexus de la face résultent de l'intri-
» cation des terminaisons des cinquième et septième paires, et
» leur irritation est cause des névralgies. Celles-ci peuvent
» rester cantonnées à ces plexus, avec ou sans envahissement
» des plexus dentaires. D'autres fois elles irradient et irritent
» le nerf facial qui souffre dans ses fibres sensitives d'emprunt.
» Il faut donc distinguer.

» 1° Les névralgies de plexus de la face proprement dits
» avec ou sans participation des plexus dentaires dont les causes
» sont évidentes. Ce sont des traumatismes soit accidentels,
» soit chirurgicaux, qu'on ne rencontre plus guère depuis

4

» l'avènement de l'antisepsie (névralgie d'infection des plaies).
» La légère névrite terminale n'arrive pas en général au tronc
» des nerfs. Elles se traduisent par des phénomènes inflam-
» matoires locaux et un léger mouvement fébrile de septicémie
» atténuée. Verneuil les avait déjà vues et décrites parmi ses
» (névralgies traumatiques secondaires précoces).

» 2° Les névralgies du nerf facial, rarement névralgies sans
» paralysie (Jacques), quelquefois s'accompagnant de spasme
» facial, le plus souvent avec paralysie de la septième paire.
» Les douleurs précèdent, en général, l'apparition de l'hémi-
» plégie de la face. Quelquefois voisines du trou stylo-mastoï-
» dien (intra ou rétro-auriculaires, mastoïdiennes, sous-mas-
» toïdiennes), elles en sont dans d'autres cas fort éloignées
» (œil, front, tempes, gencives). Rarement elles occupent toute
» la moitié correspondante du visage. Ces douleurs se présen-
» tent avec des caractères variables : ce sont des tiraillements,
» des battements, des lancées. Mais les phénomènes sensitifs
» ne sont pas toujours prodromiques : on les a vus accompa-
» gner la paralysie faciale et même survenir seulement une fois
» celle-ci établie. » (Lévy, *Gazette des Hôpitaux*, 28 juillet
1906.)

Salter cite un cas d'un malade qui avait de l'amblyopie
accompagnée de douleurs intra-oculaires et de paralysie faciale
qui ne tarda pas à devenir complète. Il y avait dans ce cas,
compression du facial par des produits inflammatoires plas-
tiques sécrétés dans la région parotidienne sous l'influence
d'une dent de sagesse supérieure.

CONCLUSIONS

En présence d'une névralgie faciale au début, il faut se dire qu'on a à lutter contre une affection qui peut être grave et longue et qui peut compromettre la vie du malade.

Avant d'établir un traitement quelconque, avant même de faire l'extraction d'une dent que le malade demandera généralement dès sa première consultation, on cherchera à établir un diagnostic étiologique sûr, et on procèdera par voie d'élimination en examinant successivement : s'il y a petite névralgie faciale, névralgie des édentés, grande névralgie ou névralgie des plexus de la face.

On recherchera dans les antécédents héréditaires et personnels si on ne retrouve pas de syphilis, de tuberculose, d'hystérie. On s'enquerra s'il n'y a pas eu ou s'il n'y a pas actuellement de fièvre paludéenne ; s'il ne vient pas d'y avoir une fièvre infectieuse (typhoïde, grippe, scarlatine, rougeole), ou s'il n'y a pas une intoxication quelconque par l'iode, le plomb, ou le tabac. On recherchera ensuite si les terminaisons du trijumeau ne sont pas intéressées au nez, œil, oreille, face.

Cet interrogatoire et cet examen terminés, on regardera attentivement la bouche pour y déceler la moindre affection, depuis la gingivite ou stomatite jusqu'aux affections graves épithéliomateuses, etc.

On pensera aux sinusites, fistules, ostéomyélites.

On examinera ensuite la dentition, dent par dent, avec le miroir, la sonde, par percussion, par l'épreuve de l'eau froide ou chaude avec la seringue. L'attention se portera aussi bien sur les dents paraissant saines que sur les dents cariées, oblurées, dents à pivots, couronnes, bridges, appareils quelconques, racines visibles ou non visibles, les éruptions des dents de sagesse, etc...

On recherchera ensuite si possible les points douloureux de Valleix ; si on ne trouve aucune cause, on fera la radiographie de la bouche et surtout des dents du malade, pour y déceler les néoformations de dentine secondaire.

Lorsque le diagnostic sera établi, éviter les traitements d'atermoiement et combattre directement la cause de l'affection.

La fièvre paludéenne, la syphilis, la tuberculose, les suites de fièvres infectieuses et les intoxications par leur traitement direct, de même pour les affections de la bouche, gengivite, scorbut, actinomycose, etc... Si les dents sont en cause, s'abstenir de faire d'emblée des extractions, mais commencer un traitement approprié (arsenical, antiseptique, etc.). En présence de racines ou d'évolutions, procéder au contraire à l'extraction immédiate. S'il y a névralgie des édentés : traitement chirurgical.

S'il y a grande névralgie faciale, *essayer très peu de temps* les remèdes médicaux ordinaires. Puis, faire les injections sous-cutanées d'alcool ou des analgésiques indiqués aux points douloureux.

Si on n'a aucune amélioration, *ne pas s'éterniser* et instituer le traitement électrique. Enfin, en dernier ressort, terminer par le traitement chirurgical, en commençant par des opérations portant sur une seule branche du trijumeau et seulement ensuite se résoudre à l'extirpation des ganglions de Gasser ou de Meckel.

BIBLIOGRAPHIE

H. L. Simmons. — Névralgie faciale. *Dental Review*, 1904.

Newatil. — Budapesth, 1890.

Dr Crocq. — Semaine médicale, 1893.

Prével. — Odontologie, 1893.

Dr Lévy. — Gazette des hôpitaux, 28 juillet 1906.

Dr Vernay. — Lyon médical, 3, 17, 24 novembre 1901.

Journal des praticiens, 15 août 1903.

Dr E. Morisse. — Thèse Paris 1903.

Ostwald. — *Berliner Klin Woch*, 1906, H 1, s. 10.

Schlœsser. — *Berliner Klin Woch*, 1906, H 3, 382.

Tomes. — Traité de chirurgie dentaire.

S. Chateau. — Dictionnaire dentaire.

Ch. Godon et Ed. Friteau. — Clinique des maladies de la bouche
    et des dents.

Odontologie, 1898, (2) 257. — M. A. Duchâteau-Frentz.

Société de névrologie, 5 mai 1904. — MM. Brissaud et Grenet.

Progrès dentaire, 1875. — Chapinau.

Progrès dentaire, janvier 1885. — Duplay.

Progrès dentaire, octobre 1887.

Société de chirurgie, 5 octobre 1878. — M. A. Grimard.

Société médico-chirurgicale de Brabant. — M. Duchâteau-
        Frentz, juillet 1898.

Presse médicale. — Janvier 1898, Bergoine (de Bordeaux).

Journal des praticiens, novembre 1901. — Bordier.

Union médicale suisse, 12 juillet 1890. — M. Nœgely.

Union médicale anglaise du nord-est, mars 1890. — Dr Leslie.

Edimburg-médical journal, janvier 1890.

Schuch. — *Gesichtsneuralgien*.

P. Dubois. — Thérapeutique de la carie dentaire.

Frey. — Pathologie de la bouche et des dents.

A. Luvérau. — Traité du Paludisme.

Dieulafoy. — Pathologie interne.

Dr Bouchard. — Traité de radiologie médicale.

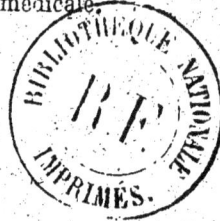

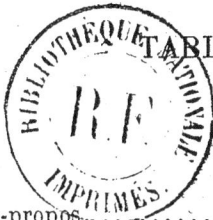

TABLE DES MATIÈRES

MONTPELLIER. — IMPRIMERIE GÉNÉRALE DU MIDI

www.ingramcontent.com/pod-product-compliance
Lightning Source LLC
Chambersburg PA
CBHW050525210326
41520CB00012B/2442